ÉTUDE

SUR

L'EAU MINÉRALE NATURELLE

D'APOLLINARIS

SON

EMPLOI COMME EAU DE TABLE

DANS LA

PROPHYLAXIE DES MALADIES ÉPIDÉMIQUES

Opinion et appréciation des Docteurs W. ALLINGHAM, FORDYCE BARKER, JAMES BIRD, BOTTENTUIT, LENNOX BROWNE, OGDEN DOREMUS, FAUVEL, AUSTIN FLINT, GUBLER, HAMMOND, LÉON LABBÉ, AMÉDÉE LATOUR, LUCAS-CHAMPIONNIÈRE, LOOMIS, de MUSSY, PALFREY, PEASLEE, de PIETRA SANTA, LEWIS SAYRE, MARION SIMS, H. WEBER, PETER HOOD.

PARIS
V. ADRIEN DELAHAYE ET Cᵒ, LIBRAIRES-ÉDITEURS
PLACE DE L'ÉCOLE-DE-MÉDECINE

1879

ÉTUDE

SUR

L'EAU MINÉRALE NATURELLE

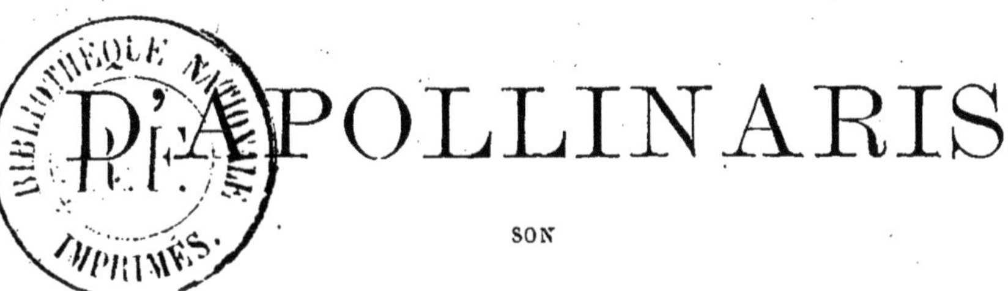

D'APOLLINARIS

SON

EMPLOI COMME EAU DE TABLE

DANS LA

PROPHYLAXIE DES MALADIES ÉPIDÉMIQUES

Opinion et appréciation des Docteurs W. ALLINGHAM, FORDYCE BARKER, JAMES BIRD, BOTTENTUIT, LENNOX BROWNE, OGDEN DOREMUS, FAUVEL, AUSTIN FLINT, GUBLER, HAMMOND, LÉON LABBÉ, AMÉDÉE LATOUR, LUCAS-CHAMPIONNIÈRE, LOOMIS, de MUSSY, PALFREY, PEASLEE, de PIETRA SANTA, LEWIS SAYRE, MARION SIMS, H. WEBER, PETER HOOD.

PARIS
V. ADRIEN DELAHAYE ET C°, LIBRAIRES-ÉDITEURS
PLACE DE L'ÉCOLE-DE-MÉDECINE

1879

INTRODUCTION.

Nous nous proposons dans cette courte étude de faire connaître au public en général et au public médical en particulier les avantages qui résultent au point de vue de l'hygiène de l'emploi pour l'usage ordinaire de la table d'une eau absolument pure. Ces avantages sont si grands; ils ont été démontrés avec tant d'évidence par les récentes discussions qui ont occupé l'Académie des sciences et l'Académie de médecine, qu'il serait pour ainsi dire superflu de s'y étendre trop longuement. Cependant, comme cette notice est destinée à entraîner la conviction non-seulement des médecins mais encore du public en général, nous entrerons sur ce point dans quelques développements.

Mais après avoir indiqué les dangers qui résultent journellement pour la population de l'emploi des eaux potables impures fournies par la canalisation, souvent imparfaite, de nos grandes cités, notre but serait incomplétement atteint si nous n'indiquions pas le remède à côté du mal. Le seul moyen, en effet, d'éviter les inconvénients que nous signalons consiste à éviter dans la mesure du possible l'emploi des eaux potables douteuses et de choisir pour boisson une eau d'une pureté irréprochable. Or le seul moyen d'arriver à ce but consiste à employer une eau minérale dont la composition chimique puisse s'accommoder aux besoins journaliers de la consommation, c'est-à-dire une eau pouvant être bue sans inconvénient en quantité suffisante pour remplacer l'eau potable ordinaire. Nous espérons démontrer dans le cours de ce travail que, parmi les diverses sources qui ont été proposées dans ce but, l'Eau d'*Apollinaris* présente des avantages si considérables qu'on doit sans hésiter la faire figurer au premier rang.

Les questions que nous examinerons dans cette étude porteront donc sur les points suivants :

I. Propagation des maladies épidémiques par les eaux impures. Importance des eaux minérales naturelles comme boissons au point de vue de la prophylaxie de ces maladies.

II. Aperçu général sur les *eaux de table*. Classification de ces eaux. Qualités que doit présenter une eau minérale naturelle pour être employée comme eau de table.

III. Composition chimique de l'eau d'Apollinaris.

IV. De l'emploi de l'eau d'Apollinaris comme eau de table. Sa supériorité sur les eaux minérales artificielles et sur les autres eaux naturelles.

V. Des applications thérapeutiques de l'eau d'Apollinaris.

VI. Opinion de la presse et du corps médical.

CHAPITRE PREMIER.

IMPORTANCE DES EAUX MINÉRALES NATURELLES COMME BOISSON AU POINT DE VUE DE L'HYGIÈNE ET DE LA PROPHYLAXIE DES MALADIES ÉPIDÉMIQUES.

La question de la transmission des maladies épidémiques par les eaux potables a beaucoup attiré l'attention du monde savant pendant ces dernières années. Peu de sujets offrent en effet autant d'intérêt, ce qui tient à l'extrême fréquence de ces affections. Quand on pense que la population non-seulement des villes mais encore des campagnes est souvent décimée par des épidémies meurtrières; quand on pense qu'il est le plus souvent possible d'éviter ces épidémies par des précautions hygiéniques, on s'explique facilement pourquoi cette importante question préoccupe aujourd'hui les plus grands et les meilleurs esprits. Pendant ces trente dernières années, les maladies zymotiques et épidémiques ont causé 530,000 décès dans la population de l'Angleterre et 71,335 dans la seule ville de Londres. D'après le rapport des inspecteurs du

Local government board of England, il résulte que, sur 142 épidémies de fièvre typhoïde observées dans les diverses localités de 1870 à 1873, l'enquête a démontré que, dans 125 cas, l'épidémie ne reconnaissait d'autre cause que l'USAGE D'UNE EAU IMPURE. Nous possédons pour la France des documents moins précis, mais il est permis d'assurer que, dans notre pays où les lois de l'hygiène sont généralement moins bien observées qu'en Angleterre, le nombre des épidémies reconnaissant cette même cause est encore plus considérable et fait encore un plus grand nombre de victimes.

Le Dr Noël Gueneau de Mussy, dans sa brochure sur la fièvre typhoïde, cite de nombreuses observations de médecins, d'après lesquelles certains quartiers d'une ville, certains établissements avaient gagné cette maladie en faisant usage soit d'eaux potables contaminées par des infiltrations de fosses d'aisances, soit de lait adultéré par l'addition de ces eaux. Or, dans tous les cas, les populations n'avaient pas soupçonné la qualité malfaisante de ces liquides.

Les faits de ce genre sont innombrables. On peut s'en assurer en parcourant les récits des diverses maladies zymotiques : la variole, la peste et surtout le choléra et la fièvre typhoïde. En prouvant que telle est la cause unique de ces maladies, nous aurons montré que de tout temps on a méconnu les propriétés nocives des eaux potables.

Il est probable cependant que les Romains en savaient assez en cette matière, vu les gigantesques travaux qu'ils avaient entrepris pour se procurer partout des eaux pures en abondance.

Quelquefois aussi l'instinct des populations leur avait fait pressentir la vérité : « Dans le moyen âge, où les maladies contagieuses et épidémiques étaient si fréquentes, dit M. Littré, on accusait les Juifs d'empoisonner les fontaines. » Accusation fausse, mais qui prouve que les eaux potables étaient soupçonnées d'être la cause des épidémies.

Si l'on fait le relevé des épidémies les plus remarquables qui ont sévi pendant les XVIe, XVIIe, XVIIIe et XIXe siècles, on trouve la confirmation constante que les phénomènes météorologiques : grands froids, grandes chaleurs, grandes sécheresses et grandes inondations, qui déterminent à un haut degré la corruption des eaux potables, précèdent toujours les épidémies.

On peut en juger par ce rapide exposé :

— 1557. « Epidémie catarrhale presque dans toute l'Europe. A Anvers, dès le commencement de juillet 1557, la température fut *sèche* et médiocrement chaude. Vers la fin de septembre, il survint un vent du nord violent et froid. Aussitôt on vit apparaître des affections catarrhales.» (Ozanam.)

— 1558. « Une épidémie catarrhale parut à Paris vers la fin de l'été qui avait été *sec* et *brûlant*, et en d'autres pays. Elle fut le prélude de celle de 1580. » (Id.)

— 1580. « En cette année toute l'Europe, l'Asie et l'Afrique éprouvèrent une épidémie catarrhale très-grave. » (Id.)

— 1626. « A la suite d'un printemps *chaud* et *pluvieux* et d'un été *sec* et *brûlant*, dyssenterie à Francfort-sur-le-Mein et dans les environs. » (Id.)

— 1652. « L'été de 1652 fut *très-chaud* et *très-sec* en Danemark. A cette époque, une fièvre épidémique se déclara à Copenhague et fit périr beaucoup de monde. » (Id.)

— 1658. « Gelée à Paris du 24 décembre 1657 au 8 février 1658. » (Arago.)

On sait que l'affection décrite par les auteurs anciens sous le nom de fièvre catarrhale n'était autre chose que la fièvre typhoïde.

Nous ne fatiguerons pas le lecteur par une plus longue énumération des épidémies des siècles passés, et nous signalerons rapidement un fait plus récent qui vient à l'appui de notre opinion.

En 1876, la Seine détermine à Paris de grandes inondations qui furent suivies d'une grande sécheresse. Viennent ensuite de grandes pluies qui infectent les eaux potables et amènent une grande épidémie de diarrhée suivie d'une épidémie très-meurtrière de fièvre typhoïde.

Le remarquable ouvrage du Dr Murchison dont M. le Dr Lutaud vient de donner récemment une traduction française (1) contient sur l'étiologie de la fièvre typhoïde des documents de la plus haute importance. Cet auteur établit clairement que cette terrible affection est toujours engendrée et propagée par des matières organiques putréfiées et introduites accidentellement dans les eaux potables et dans le lait.

De là le nom de fièvre pythogénique qu'il donne à la fièvre typhoïde (de πύθω, putresco et γεννάω).

— Le Dr Noël Gueneau de Mussy s'exprime ainsi dans son mémoire sur la fièvre typhoïde : « Je suis très-porté à croire que c'est souvent au mauvais aménagement des vidanges, peut-être même à leur mélange avec les eaux potables, qu'il faut attribuer *ces diarrhées épidémiques* qui sévissent dans certaines maisons. J'ai

(1) Murchison. Traité de la fièvre typhoïde, traduit par le Dr Lutaud. Paris, 1878, Germer-Baillière.

deux fois observé ce fait dans ma propre famille, dont une fois à Trouville. La citerne qui fournissait de l'eau à la cuisine communiquait dans un réservoir commun, destiné à un autre usage. L'installation des vidanges dans les villes d'eau mériterait une sérieuse attention. Peut-être y trouverait-on une des principales causes de ces *diarrhées endémiques* si communes dans certaines localités, comme Luchon, Cauterets, etc. »

Le mémoire du Dr H. Blanc, chirurgien de l'armée britannique, contient de nombreux récits qui démontrent que l'eau corrompue était la cause de la *diarrhée*, et qu'on s'en préservait absolument, ainsi que du choléra, en faisant exclusivement usage d'eau bouillie, ou distillée. Nous reproduisons un de ces passages :

« Deux régiments recevaient de l'eau distillée, mais pas en quantité suffisante, en attendant que les citernes de Sedwich (États-Unis) fussent réparées, remplies, et fournissent aux hommes assez d'eau de pluie pour leur boisson. Au début, l'eau distillée arrivant en tonneaux encore trop chaude, quelques hommes préférèrent boire l'eau de rivière plus fraîche, malgré les ordres et les avertissements répétés. Cas après cas, de *diarrhée cholériforme*, se déclarèrent; une investigation rigoureuse ne découvrit aucune cause de cette *diarrhée*, à l'exception de l'eau dont les hommes avaient bu. Une forte escorte fut placée pour empêcher les soldats d'approcher de la rivière, et tout accident disparut. »

La récente épidémie de fièvre typhoïde à la caserne du Château-d'Eau, à Paris, est évidemment due à l'usage en boisson du canal de l'Ourcq distribuée dans tout le quartier. On sait combien cette eau est malsaine en tout temps ; et l'observation démontre qu'elle le devient bien davantage après une certaine sécheresse suivie de pluie, comme cela a eu lieu en 1876 au mois d'août. Un verre de cette eau contient des milliers de vibrions ; il n'y a donc pas à tenir compte de l'interprétation d'après laquelle quelques vibrions auraient été soulevés du sol de la caserne avec le pied.

Pourquoi s'aventurer dans le domaine de l'imagination en présence des effets si positifs de l'eau impure ingérée ? Les militaires, étant absolument privés de vin, sont plus exposés que les autres aux effets pernicieux de l'eau et c'est ce qui explique la violence particulière de la fièvre typhoïde à la caserne du Prince-Eugène.

Nous pensons donc avec le Dr Gueneau de Mussy et la plupart des autorités, que l'eau potable, qui a reçu les infiltrations des fosses d'aisances, est le véhicule le plus ordinaire de l'agent spécifique de la fièvre typhoïde ; or, l'eau du canal de l'Ourcq est dans ces conditions; la navigation étant très-active sur ce canal et dans la rivière de l'Ourcq, les bateliers y sont très-nombreux; ils y déversent toutes leurs matières excrémentitielles; l'eau y a donc la même composition que celle qui reçoit les infiltrations des fosses d'aisances surtout après une sécheresse.

Il résulte de tous les faits que nous venons d'exposer que l'ingestion d'eau, contenant en décomposition des matières organiques, peut donner lieu à un certain nombre de maladies qui ont été désignées sous le nom d'affections infectieuses ou zymotiques.

Les plus importantes de ces maladies sont : la diarrhée, la fièvre intermittente, le choléra, la dysentérie, la fièvre typhoïde et les fièvres éruptives. On leur a donné le nom de *zymotiques*, parce qu'elles paraissent dues à l'action d'un ferment.

Elles sont appelées *épidémiques*, lorsqu'elles ont un caractère de généralité pour toute une ville ou pour toute une contrée.

Deux de ces maladies, la diarrhée et la fièvre typhoïde sont de beaucoup plus communes et méritent à ce titre d'attirer plus particulièrement l'attention des hygiénistes.

Si l'on a méconnu presque jusqu'à ce jour la

propriété nocive des eaux, c'est qu'on n'avait pas les moyens d'investigation actuels : la chimie et le microscope.

Cet instrument, surtout, nous permet d'apercevoir dans les eaux potables des êtres qu'il nous fait retrouver dans les matières vomies par les cholériques, dans le sang des typhoïdes, dans les pustules des varioleux.

Nous n'avons pas craint d'accumuler les faits en faveur de la théorie qui attribue le développement des maladies épidémiques à l'ingestion d'eaux impures. Cette théorie nous conduit en effet à cette conclusion inattaquable, à savoir : *qu'on peut se préserver de ces maladies en ne consommant comme boisson qu'une eau absolument pure.*

Or, cette eau absolument pure peut être fournie que par une source naturelle.

Il existe fort heureusement dans le sein de la terre un grand nombre de sources qui nous fournissent en abondance de l'eau pure et plus ou moins chargée de principes minéraux qui leur communiquent des propriétés spéciales. Mais la plupart de ces eaux sont trop actives pour être employées pour l'usage ordinaire de la table ; seules quelques sources privilégiées peuvent véritablement remplacer l'eau comme boisson journalière ; nous démontrerons plus loin que, parmi celles-ci, l'eau d'Apollinaris doit figurer au premier rang.

Mais, nous dira-t-on, est-il nécessaire de se procurer une eau minérale pour avoir une boisson absolument pure? Ne pourrait-on pas filtrer l'eau ordinaire de nos puits ou la faire bouillir? Ce sont là des objections qu'il ne nous sera pas difficile de réfuter.

En ce qui concerne le filtrage de l'eau, nous n'hésiterons pas à déclarer que c'est là un moyen prophylactique qui est le plus souvent illusoire. Nous appuyant sur les travaux d'un des plus illustres savants de notre époque, M. Pasteur, nous dirons que l'eau doit ses propriétés nocives à l'existence d'êtres microscopiques d'un volume tellement inférieur qu'ils peuvent traverser les meilleurs filtres. Ces êtres microscopiques qui sont souvent désignés sous le nom de *bactéries*, sont innombrables et sont les organismes les plus répandus à la surface du globe. « Une goutte d'eau de Seine, dit M. Pasteur (1), prise en amont, et à plus forte raison en aval de Paris, donne lieu à des développements de plusieurs espèces de bactéries dont les germes sont d'un si petit diamètre qu'ils traversent tous les filtres. »

(1) Académie des sciences, séance du 29 janvier 1877.

Nous n'insisterons donc pas sur cette question et nous pensons que l'assertion de savants aussi autorisés suffira pour convaincre nos lecteurs que les filtres sont insuffisants pour débarrasser l'eau des substances organiques qu'elle peut contenir et la rendre absolument pure.

Il ne nous sera pas plus difficile de répondre à la seconde question relative à la purification de l'eau par l'ébullition. Nous reconnaissons volontiers que le procédé présente quelques avantages, mais on verra qu'il est d'une application peu pratique. L'eau destinée à la cuisson des aliments ou à d'autres usages culinaires peut sans inconvénient être bouillie, mais en est-il de même de l'eau destinée à l'usage ordinaire de la table ? Non bien certainement ! Outre qu'elle prend un goût désagréable, l'eau bouillie cesse de présenter les conditions requises pour que l'eau soit bienfaisante et ne peut à aucun point de vue être considérée comme une eau potable. L'eau d'Apollinaris, au contraire, présente, outre sa pureté absolue, une saveur qui la rend très-agréable et la fait rechercher par les palais les plus délicats.

Ces qualités de l'eau qui nous occupe sont du reste appréciées dans le monde entier. Sur les conseils de ses médecins le prince de Galles avait fait une ample provision d'eau d'Apollinaris pendant son récent voyage dans l'Inde. C'est grâce à l'emploi exclusif de cette eau qu'il a pu, ainsi que les personnes de sa suite échapper à toutes les affections épidémiques qui sévissent dans ces pays. Le prince de Galles et la plupart des membres de la famille royale d'Angleterre ont adopté l'eau d'Apollinaris pour l'usage ordinaire de la table.

Nous allons maintenant étudier les qualités que doit présenter une eau minérale naturelle pour être considérée comme une *eau de table*.

CHAPITRE II

ÉTUDE GÉNÉRALE SUR LES EAUX DE TABLE QUALITÉS QUE DOIT PRÉSENTER UNE EAU MINÉRALE NATURELLE POUR ÊTRE EMPLOYÉE COMME EAU DE TABLE.

Nous avons établi dans le chapitre précédent que le meilleur moyen pour se préserver des maladies épidémiques consistait à employer comme boisson une eau minérale naturelle parfaitement pure. Mais comme il existe un grand nombre de sources minérales, il importe de faire à ce sujet un choix judicieux. C'est la question qui va maintenant nous occuper.

Pour être employée comme eau de table, une eau minérale doit présenter certaines qualités indispensables qui sont loin d'être aussi communes qu'on le croit généralement. Elle doit avant tout être d'une pureté absolue, cela va sans dire; mais il faut encore que ses éléments constitutifs soient associés dans de telles proportions que l'eau puisse être ingérée à discrétion par tous les estomacs sans déterminer aucun désordre. C'est ainsi que certaines eaux trèsminéralisées telles que celles de Vichy, la Bourboule, Vals, etc., qui peuvent rendre de grands services dans des cas pathologiques déterminés, ne pourraient être journellement consommées par des personnes saines sans inconvénients.

On est encore en droit de demander à une bonne eau de table, non-seulement une minéralisation légère, mais encore une minéralisation spéciale, c'est-à-dire qu'elle doit, pour être réellement utile, contenir une certaine catégorie de sels associés dans des proportions déterminées. Une eau, par exemple, qui contient de l'arsenic, même en petite quantité, ne saurait convenir à l'usage ordinaire de la table; telle autre qui contient des sels de magnésie en proportion notable doit être également rejetée. En un mot, l'eau de table ne doit pas être une eau médicamenteuse dont l'usage continu présenterait des inconvénients. Nous le répétons, ces eaux minérales très-médicamenteuses peuvent rendre des services, mais elles ne doivent être employées que sur l'avis et la direction d'un médecin.

Il suffit du reste pour bien se rendre compte de ces particularités importantes de jeter un coup d'œil sur la classification des eaux minérales telle qu'elle a été faite par un hydrologue éminent, M. le Dr Constantin James, qui a eu plusieurs fois l'occasion d'apprécier l'eau d'APOLLINARIS dont il a fait le plus grand éloge.

Cet auteur divise toutes les eaux minérales en six classes, à savoir : les eaux sulfureuses, les eaux ferrugineuses, les eaux alcalines, les eaux iodo-bromurées, les eaux salines et les eaux gazeuses. L'eau d'Apollinaris représente le type de cette dernière catégorie.

Voici la classification du Dr Constantin James :

PREMIÈRE CLASSE. — *Eaux sulfureuses.* — Les eaux minérales sulfureuses sont surtout reconnaissables à l'odeur de gaz hydrogène sulfuré qui s'en dégage. Prenant pour base les diverses combinaisons que forme le soufre en dissolution dans ces eaux, on admet généralement trois espèces d'eaux sulfureuses : les *sulfurées sodiques*, les *sulfurées calciques* et les *sulfhydriques.*

C'est sans contredit la classe dont les caractères chimiques sont les plus nets et les plus tranchés.

DEUXIÈME CLASSE. — *Eaux ferrugineuses.* — Les eaux ferrugineuses, appelés aussi eaux *martiales* ou *chalybées*, sont les plus répandues de toutes les eaux minérales. Limpides à leur point d'émergence, sans odeur appréciable, elles impriment au goût une sensation styptique qui rappelle assez celle de l'encre. Le fer est tenu en dissolution dans ces sources par trois agents principaux : l'acide carbonique, l'acide crénique et l'acide sulfurique.

TROISIÈME CLASSE. — *Eaux alcalines.* — La plupart des sources alcalines les plus célèbres doivent leur alcalinité aux carbonates de soude, d'autres sont principalement minéralisées par des carbonates de chaux et de magnésie ; presque toutes contiennent en plus des sulfates, des chlorures ou des silicates alcalins. Ces eaux sont, en général, saturées de gaz acide carbonique ; aussi les range-t-on habituellement parmi les sources *acidules gazeuses*. C'est un tort ; elles méritent d'occuper une classe spéciale, car elles agissent moins par leur gaz que par leur principe alcalin.

QUATRIÈME CLASSE. — *Eaux iodobromées.* — L'iode, bien qu'il n'existe en général qu'à de rès-petites doses dans les eaux minérales, a une puissance thérapeutique telle, qu'on a dû faire une classe à part des sources qui en contiennent. Quant au brome qu'on y rencontre quelquefois seul, mais le plus souvent associé à l'iode, on est beaucoup moins renseigné sur la valeur et la portée de son rôle.

Cinquième classe. — *Eaux salines.* — Les sources qu'on est convenu de ranger dans cette classe contiennent, comme caractère essentiel, certains sels, variables par leur nombre et leurs doses, auxquels elles doivent leurs propriétés. Quant à la nature de ces sels, elle peut être très-différente. Les eaux salines ne forment donc pas une famille reconnaissable à des éléments chimiques particuliers et distincts; elles constituent plutôt une sorte de *Légion étrangère* où l'on enrôle toutes les sources qui ne sauraient trouver place dans les divisions précédentes. Plusieurs d'entre elles forment cependant deux genres assez homogènes, suivant que les sels dominants sont des sulfates ou des chlorures.

Sixième classe. — *Eaux gazeuses dont l'eau d'Apollinaris est le type.* — Les eaux minérales gazeuses ou acidules sont caractérisées par la prédominance du gaz acide carbonique. On les désigne sous le nom d'*eaux de table*, comme remplaçant aux repas l'eau ordinaire. Elles sont plutot hygiéniques que médicinales.

C'est cette dernière phrase surtout qui caractérise l'eau d'Apollinaris qui est avant tout une *eau de table hygiénique* et qui mérite par sa saveur agréable et par son heureuse composition chimique le nom de REINE des eaux de table qui lui a été décerné par les plus illustres membres de la profession médicale.

Mais tout en appelant l'attention sur les propriétés hygiéniques de l'eau d'APOLLINARIS, nous devons cependant dire que, grâce à la présence de certains sels, elle exerce une action très-salutaire dans certaines affections et sur certaines diathèses. Mais c'est là un point assez important pour être traité dans un chapitre spécial.

Enfin, la qualité essentielle d'une eau de table, celle qui lui donne le goût acidulé si recherché et ses propriétés digestives, c'est la présence de l'acide carbonique, soit à l'état gazeux, soit en combinaison avec d'autres corps. On verra dans l'analyse de l'eau d'APOLLINARIS, que nous donnons plus loin, que cette eau non-seulement contient une quantité de gaz acide carbonique élevée, mais qu'elle possède encore le grand avantage de retenir longtemps ce gaz contrairement à ce qui a lieu pour les autres eaux minérales naturelles.

CHAPITRE III

COMPOSITION ET ANALYSE DE L'EAU D'APOLLINARIS.

Plusieurs savants ont fait sur l'eau minérale d'APOLLINARIS, une étude consciencieuse et approfondie. Le célèbre professeur Dr Oscar Liebreich, auteur des découvertes des propriétés médicales du chloral, dont la compétence en matières de chimie médicale est si connue, a publié un rapport détaillé sur l'exploitation des sources d'Apollinaris :

J'ai eu l'occasion de faire un examen attentif de la source Apollinaris, et mon attention a été particulièrement appelée sur les points suivants :

1° Le caractère de la source ;

2° L'abondance de l'eau et la quantité d'acide carbonique qu'elle contient en dissolution.

3° Le procédé employé pour le remplissage des bouteilles.

Voici quel a été le résultat de mon examen.

1° L'eau jaillit d'une source profondément incrustée dans le roc, ce qui est une garantie absolue de sa pureté organique.

Elle est naturellement gazeuse et alcaline et contient autant d'acide carbonique au point de son émergence, qui est situé à 50 pieds de profondeur, que lorsqu'elle est mise en bouteille et offerte au public.

2° L'abondance de la source et sa richesse en acide carbonique ne peuvent être comparées à aucune autre source connue. Cette quantité est suffisante pour faire face aux besoins de la Société, quelle que soit l'extension que prennent les affaires.

3° Les procédés employés pour la mise en bouteille sont des plus scientifiques et permettent d'assurer la conservation et la livraison de l'eau à l'état naturel, c'est-à-dire avec son acide carbonique et toutes les autres propriétés qui l'on fait considérer comme la meilleure des eaux de table alcalines.

C'est pour ces raisons que je n'hésite pas à me prononcer d'une façon formelle et à dire que l'eau d'Apollinaris telle qu'elle est mise à la disposition du public constitue une eau de table excessivement agréable et qui se recommande au public par ses propriétés chimiques, hygiéniques et diététiques. Elle présente en outre l'avantage d'être toujours fraîche au palais lorsqu'elle est employée constamment.

Signé : OSCAR LIEBREICH,
Professeur de chimie médicale à l'Université de Berlin.

Janvier 1879.

L'eau d'APOLLINARIS émerge de la source *Apollinaris* dans la vallée de l'Ahr, près de Neuenahr. Elle jaillit d'une grande profondeur avec une température de 21° centigrades.

Les analyses pratiquées par les professeurs Gustave Bischoff, Mohr, C. Bischoff et Kyll ont donné la composition suivante. Cette analyse a été confirmée par celle qui a été pratiquée plus tard par le chef des travaux chimiques de l'Académie de médecine de Paris.

ANALYSE EXPÉRIMENTALE SUR 10,000 PARTIES.

Principes fixes.

	Analyse ancienne.	Moyenne de huit analyses faites en 1877.
Carbonate de Soude	12.57	9.555.5
Chlorure de Sodium	4.66	3.764.5
Sulfate de Soude	3.00	2.124.25
Phosphate de Soude	traces	—
Sels de Potasse	traces	—
Carbonate de Magnésie	4.42	3.775
Carbonate de Chaux	0.59	2.608
Oxyde de fer et Alumine	0.20	0.068.5
Acide Silicique	0.08	0.137
	25.52	22.032.75

Principes volatils:

Acide Carbonique libre ou à demi combiné	27.76
Acide Carbonique combiné	8.07
TOTAL	35.83

D'après ces analyses, on peut assigner à la source Apollinaris une position mixte entre les sources bien connues de Seltersbrunnen (Nassau) et de Krähnchen (Ems). Elle en diffère cependant par la composition plus heureuse de ses éléments consécutifs. Il y a en effet dans l'eau de la source Apollinaris une proportion plus élevée d'acide carbonique (spécialement une forme de carbonate de soude et de magnésie), tandis que le chlorure de sodium et le carbonate de chaux y sont contenus en bien plus petite quantité que dans les deux eaux que nous venons de nommer.

Nous appelons particulièrement l'attention sur un point important, à savoir : que l'ean d'Apollinaris est parmi les eaux minérales celle dont la composition se rapproche le plus de la définition que les chimistes et les hygiénistes ont assignée à l'eau potable *parfaite.*

Voici comment un des professeurs agrégés de la Faculté de médecine de Paris définit l'eau potable.

« Une eau potable, dit l'éminent chimiste, doit être limpide, incolore, sans odeur, fraîche, d'une saveur agréable, aérée, absolument exempte de matières organiques ; elle doit tenir en dissolution une petite quantité de matières salines, *spécialement du bicarbonate de soude,* un peu de silice et de *sel marin*, en proportion telle qu'elle ne soit ni saumâtre, ni salée, ni douceâtre.

« Il résulte de l'ensemble de ces caractères que l'eau potable ne doit pas être chimiquement pure comme l'eau distillée, et qu'elle doit renfermer des sels et des gaz en quantité déterminée.

« Les gaz en dissolution qui caractérisent l'eau potable sont l'oxygène, l'azote et l'acide carbonique. »

Comparons maintenant cette définition de l'eau potable parfaite, cet idéal de la boisson salutaire avec l'eau d'APOLLINARIS :

« *L'eau potable doit contenir une petite quantité de matières salines, spécialement du bicarbonate de soude.* » Qu'on se reporte à l'analyse située plus haut et l'on verra que l'eau d'Apollinaris répond exactement au programme demandé.

Il en est de même en ce qui concerne le *sel marin* (chlorure de sodium), dont l'eau d'Apollinaris contient une juste proportion.

Quant à l'acide carbonique, qui constitue également un des gaz qui font partie de toute eau potable parfaite, on voit que l'eau d'Apollinaris en contient une quantité considérable et qu'elle possède la remarquable propriété de retenir longtemps ce gaz.

Il résulte de ce parallèle que la source Apollinaris est celle qui fournit l'eau de table la plus conforme avec les données de l'hygiène et de la science. Si l'on ajoute qu'elle est d'une pureté absolue, on comprendra aisément la faveur dont elle est l'objet dans les classes aisées et la recommandation toute spéciale dont elle a été honorée de la part des médecins les plus éminents.

CHAPITRE IV.

SUPÉRIORITÉ DE L'EAU D'APOLLINARIS SUR LES EAUX MINÉRALES ARTIFICIELLES ET SUR LES AUTRES EAUX NATURELLES.

Les premières qualités qu'on recherche dans une boisson — le goût agréable et l'effervescence — existent dans l'*Apollinaris* à un degré bien plus élevé que dans les autres eaux lorsqu'elle est mélangée au vin, au sucre ou aux divers sirops de fruits. Les eaux minérales artificielles, particulièrement l'eau de Seltz et le Soda-water, étaient jusqu'à ce jour préférées par beaucoup de personnes à cause de leur grande effervescence et de la quantité d'acide carbonique qu'elles contenaient. Mais, depuis 1863, les gaz qui s'échappent de la source Apollinaris, contenant plus de 99 pour 100 d'acide carbonique, ont été condensés dans l'eau par des appareils spéciaux; dès lors les eaux minérales artificielles ne présentent plus aucun avantage sur cette eau naturelle. Grâce à ce procédé de condensation des gaz, l'*Apollinaris Water* est tout aussi effervescente que l'eau de Seltz; elle retient plus longtemps ses gaz naturels et peut ainsi se conserver fraîche et effervescente longtemps après avoir été débouchée, ce qui n'a pas lieu pour toutes les autres eaux minérales ou artificielles.

L'*Apollinaris Water* est donc doublement chargée par ses propres gaz et possède tous les caractères qu'on recherche dans l'eau de Seltz et le Soda-water, c'est-à-dire une grande proportion d'acide carbonique. Cette heureuse circonstance réunit les avantages des eaux naturelles et des eaux artificielles.

Mais il est encore une raison qui fait préférer l'eau d'Apollinaris à toutes les eaux minérales artificielles, c'est que celles-ci contiennent le plus souvent des matières impures résultant de leur fabrication et qu'elles ne présentent, au point de vue de la sécurité, aucun avantage sur les eaux ordinaires auxquelles on fait le juste reproche de servir de véhicule aux poisons organiques. Dans une note que nous reproduisons plus loin, le Dr Bartlett s'exprime ainsi : « Si vous vous réfugiez dans les différentes eaux artificielles : limonade, soda-water, etc., actuellement en usage, vous trouverez, par une analyse minutieuse, qu'elles contiennent des impuretés de toutes sortes. J'ai sous les yeux un échantillon de soda-water en siphon, fabriqué par une de nos grandes maisons, qui est certainement dangereux, puisque l'eau renferme plus d'un centigramme de cuivre en solution par litre. J'ai entrepris une série de recherches sur ce sujet et, plus je vais, plus je reconnais l'importance qu'on doit accorder à l'obtention d'une eau de table pure et naturelle. »

Quant aux autres eaux minérales naturelles qui ont été et sont encore préconisées comme eaux de table, aucune ne présente les avantages de l'Apollinaris. Les unes, telles les Saint-Galmier, les Saint-Alban, etc., présentent le grave inconvénient d'altérer les liquides avec lesquels elles sont mélangées, ce qui est dû principalement aux sels de fer qu'elles contiennent en excès. C'est ainsi que le vin, mélangé à ces eaux, perd immédiatement sa couleur et son goût, ce qui est, pour les malades comme pour les gens bien portants, un inconvénient des plus sérieux.

Les autres, telles que les eaux naturelles de Seltz, contiennent une trop grande quantité de sels qui leur enlève la propriété d'apaiser la soif et leur communique une saveur saumâtre qui est surtout marquée lorsqu'on les boit pures. Nous ne craignons donc pas d'être contredits en affirmant qu'il n'existe qu'une seule eau qui remplisse toutes les conditions qu'on exige d'une eau de table et ne contienne pas une trop grande quantité de sels, c'est l'*eau d'Apollinaris*.

Beaucoup de personnes avaient jusqu'à ce jour préféré les eaux minérales artificielles en bouteilles ou en siphons à cause de la grande quantité de gaz qu'elles contiennent ; d'autres hésitaient au contraire à recommander les eaux artificielles par cette raison que l'art ne peut jamais bien imiter ce que donne la nature et parce qu'il a été trop souvent démontré que les eaux artificielles contiennent toutes sortes de produits impurs : plomb, cuivre, etc. Quelle que soit donc l'opinion à laquelle ils se rattachent, les médecins ont tout lieu de se réjouir de l'innovation qui permet de fournir une eau minérale naturelle absolument pure, très-agréable au goût et contenant la même quantité de gaz que les eaux préparées artificiellement.

L'*Apollinaris Water*, doublement chargée d'acide carbonique, présente de tels avantages par sa composition chimique, qu'elle a été universellement préférée à toutes les autres eaux naturelles et artificielles dans tous les pays où elle a été connue ou propagée. C'est ainsi que son emploi est aujourd'hui général en Angleterre, en Amérique, dans l'Inde et dans toutes les villes d'Europe. La consommation de l'eau d'Apollinaris s'élève maintenant à plus de dix millions de bouteilles par an. Ce chiffre est vraiment colossal et n'a été atteint jusqu'à présent par aucune autre eau minérale. Ce succès s'explique aisément si l'on considère que cette eau conserve son effervescence naturelle et présente une heureuse combinaison de sels alcalins. De tels avantages ne pouvaient passer longtemps inaperçus, et les médecins qui connaissent la composition de l'*Apollinaris* sont unanimes à en recommander l'emploi.

CHAPITRE V.

DES APPLICATIONS THÉRAPEUTIQUES DE L'EAU D'APOLLINARIS. SES AVANTAGES DANS CERTAINES FORMES DE DYSPEPSIE ET DANS LES DIATHÈSES GOUTTEUSES ET RHUMATISMALES.

Nous l'avons dit et nous le répétons, l'eau d'*Apollinaris* appartient à la catégorie des eaux simplement gazeuses et acidulées et les qualités qui la recommandent sont plutôt hygiéniques que médicinales. Néanmoins, cette eau possède dans le traitement de certaines affections chroniques des propriétés qu'il importe de connaître et d'apprécier.

Voici les affections dans lesquelles l'observation médicale a démontré qu'elle pouvait rendre le plus de services :

1° Affections du tube digestif et de ses annexes, le foie et la rate ;

2° Maladies constitutionnelles et diathésiques, diabète, goutte.

3° Maladies des voies génito-urinaires : néphrite parenchymateuse et interstitielle ; lithiase urinaire et coliques néphrétiques.

Nous ne prétendons pas dire que l'eau d'Apollinaris suffirait à elle seule pour guérir aucun de ces états morbides. Ce serait là une exagération, mais nous pensons qu'elle peut être utilement employée comme adjuvant d'un traitement plus actif. Il suffit du reste de jeter un coup-d'œil sur l'analyse que nous avons donnée plus haut pour voir que cette eau est essentiellement favorable à la digestion et qu'elle est employée avec avantage par toutes les personnes dont l'estomac fonctionne difficilement et lentement.

Comme les propriétés thérapeutiques et diététiques de l'eau d'Apollinaris n'ont pas été jusqu'à présent l'objet de longues descriptions scientifiques, nous allons entrer à ce sujet dans quelques développements.

Nous allons d'abord nous occuper de l'affection la plus répandue et peut-être aussi la plus rebelle, d'une affection dont presque tous les habitants des villes sont atteints à un degré plus ou moins prononcé. Nous voulons parler de la dyspepsie.

DYSPEPSIES. — « Notre existence, dit le docteur Gros, est liée d'une façon tellement intime à celle de notre estomac, que ce que nous sommes, c'est en grande partie par lui que nous le sommes : c'est lui qui, bien souvent, nous rend chétifs, malingres, tristes, moroses, mélancoliques, ou bien au contraire, gais, affables, de bonne humeur, pleins de vigueur et de santé. Nous sommes dès le moment de notre naissance ses esclaves les plus humbles et les plus soumis; c'est un tyran qui ne badine pas! Il a parfois des fantaisies extravagantes, des caprices insensés et il nous commande, sans que nous puissions nous soustraire à ses ordres. »

Parmi les formes de dyspepsie dans lesquelles l'eau d'Apollinaris est susceptible de rendre le plus de services, il faut citer en premier lieu la dyspepsie acide.

Cette affection est caractérisée par la production en quantité exagérée des acides de l'estomac. A peine les malades viennent-ils de manger qu'ils ont des renvois aigres; après leur repas, ils rendent quelquefois des matières acides en plus ou moins grande quantité.

On réserve le nom d'*aigreurs* à l'expression la plus atténuée de cette espèce de dyspepsie. Dans le *pirosis*, il y a de plus une vive sensation de cuisson, partant de la région épigastrique et s'étendant jusqu'au pharynx.

Cette production exagérée des acides serait due, d'après quelques auteurs, M. Gubler entre autres, à des phénomènes chimiques, à une fermentation occasionnée par des mucédinées, des néocytes et n'aurait nullement lieu en vertu d'un effort sécrétoire de l'organisme. La fermentation serait ultérieure à la sécrétion, et celle-ci s'accomplirait irrégulièrement.

Pour quelques autres, la dyspepsie acide tiendrait à l'insuffisance des lactates de soude et de magnésie qui sont assez répandus dans l'organisme. (Pétrequin.)

Quelles que soient du reste les explications fournies par les savants sur la production de cette affection, il est un fait aujourd'hui reconnu par toutes les autorités médicales, c'est que l'eau d'Apollinaris exerce sur les formes chroniques de la dyspepsie une influence des plus salutaires. Ce qu'il faut attribuer au carbonate de soude qu'elle contient et plus particulièrement à l'acide carbonique. Dans certains cas où les eaux de Vals et de Vichy ne peuvent être tolérées, l'eau d'Apollinaris est parfaitement acceptée.

GASTRO-ENTÉRALGIE. — Les diverses perturbations de l'estomac que nous venons de décrire coïncident le plus souvent avec des altérations analogues du côté de l'intestin. Aussi a-t-on réuni sous le même mot *gastro-entéralgie* ces affections douloureuses du tube digestif.

Tous les phénomènes que nous venons d'indiquer peuvent se retrouver ici : tantôt on constatera une production gazeuse exagérée dans l'intestin, des borborygmes ou des gargouillements et le patient ne sera soulagé que lorsque ces gaz auront disparu; tantôt l'intestin, en proie à une excitabilité excessive, sera le siége de symptômes douloureux, variables par leur intensité comme par leur nature.

Ces désordres peuvent se généraliser et s'irradier, non-seulement dans tout le ventre, mais encore dans les régions voisines, les lombes, les parois thoraciques et les membres pelviens.

Le phénomène véritablement important dans la dyspepsie intestinale, c'est la diarrhée. Or c'est précisément contre ce symptôme que l'eau d'Apollinaris sera employée avec le plus d'avantages. C'est surtout pendant les chaleurs de l'été, alors que l'intestin est d'une susceptibilité extraordinaire, que cette eau rend des services lorsqu'elle est employée comme boisson ordinaire.

Elle exerce son action rafraîchissante sur les muqueuses du tube digestif et constitue le meilleur préservatif contre la dysentérie et les dérangements gastro-intestinaux.

LITHIASE BILIAIRE, COLIQUES HÉPATIQUES. — La bile laisse parfois des sables, des concrétions, ou donne lieu à la formation de calculs, très-différents quant à leur forme, leur aspect et leur composition. Les petits calculs sont de beaucoup les plus nombreux et leur siége habituel, neuf fois sur dix, est la vésicule du fiel.

Cela se comprend, puisque c'est dans ce réservoir où la bile s'accumule normalement que ces concrétions trouvent les conditions de concentration et de repos les plus favorables à la réunion, à l'agrégation des molécules qui vont les constituer.

On conçoit combien il est important de suivre un régime qui s'oppose à la formation de ces corps étrangers dont l'expulsion est toujours si douloureuse et souvent dangereuse. Or, parmi les moyens prophylactiques qu'on puisse mettre en usage en pareil cas, l'eau d'APOLLINARIS doit figurer au premier rang.

La coïncidence assez fréquente de la goutte et de la gravelle hépatique a porté quelques-uns de nos médecins à établir un certain rapport entre ces deux affections.

Quoique la question ne soit pas encore complètement jugée, l'interprétation des faits publiés nous paraît bien plutôt être la négation que l'affirmation de l'existence d'un lien qui rattache les deux séries de phénomènes.

Il est probable que les conditions hygiéniques dans lesquelles la diathèse urique place le malade ont plus d'influence sur le développement des pierres biliaires que la diathèse elle-même.

Du reste les femmes, qui sont si sujettes aux calculs biliaires, échappent ordinairement aux manifestations de la goutte, et les concrétions biliaires sont loin de renfermer de l'acide urique, des urates comme les tophus des articulations.

Les diverses causes invoquées sont dominées par une prédisposition particulière de l'individu qu'il nous est impossible de déterminer.

Ces détails suffisent pour montrer combien est obscure l'étiologie de ces diathèses que la science est souvent dans l'impossibilité de combattre d'une façon efficace, mais qu'il est presque toujours possible de prévenir par des moyens hygiéniques et prophylactiques, parmi lesquels l'eau d'APOLLINARIS doit occuper une place importante.

GOUTTE. — Disons encore quelques mots d'une affection d'autant plus redoutée qu'elle se recontre de préférence dans les classes favorisées de la fortune. Nous voulons parler de la goutte dont les manifestations sont si variées.

La dyspepsie est quelquefois la seule révélation appréciable de la goutte; dans d'autres cas, elle alterne avec différents accidents et fait alors partie des troubles de la santé, connus sous le nom de goutte larvée. L'estomac, pour peu qu'il soit déjà malade, offre peu de résistance au mal et se trouve comme préparé à subir les dérivations de la goutte. Les digestions deviennent lentes, difficiles; elles s'accompagnent de flatulence, d'éructations acides, de vertiges, de défaillances, de diarrhées persistantes, etc.

La précipitation de la cholestérine, d'où la fréquence des calculs biliaires et des coliques hépatiques, paraît être occasionnée par l'état catarrhal de la muqueuse des voies biliaires.

La dyspnée, la toux, l'asthme ont été considérées comme des complications de la goutte chronique; la diathèse entraînerait une disposition aux congestions sécrétoires.

La goutte enfin fait encore sentir son influence sur les muqueuses génito-urinaires, sur la congestion hémorrhagipare menstruelle, sur la conjonctive, etc.

C'est dans ces cas surtout que l'eau d'APOLLINARIS sera utilement ajoutée aux malades atteints de ces diathèses et menacés des terribles accidents qu'elle déterminent.

LITHIASE URINAIRE. — Nous signalons encore un état morbide dans lequel les eaux d'APOLLINARIS peuvent rendre des services lorsqu'elles sont employées pendant un temps prolongé.

Par lithiase urinaire, on doit entendre un état morbide caractérisé par la formation dans les conduits urinaires de sables, de graviers ou de calculs, aux dépens des substances qui, à l'état normal, sont en dissolution dans le liquide urinaire, ou qui ne s'y rencontrent qu'à l'état pathologique.

GRAVELLE URIQUE. — Cette diathèse est une de celles contre laquelle l'eau d'APOLLINARIS a été employée avec le plus de succès.

La gravelle urique, celle surtout qui est justiciable des eaux alcalines, est caractérisée par des sédiments pulvérulents et des graviers dont l'aspect rappelle la brique pilée ; leur volume est en raison inverse de leur nombre ; ils n'excèdent point, en général, les limites du diamètre ou de la dilatabilité de l'urèthre, et peuvent être expulsés spontanément.

Dans l'urine, l'acide urique est tenu en dissolution par le phosphate de soude qui lui abandonne une partie de sa base. Aussi cet acide est-il d'autant plus soluble, que le phosphate se rapproche davantage du phosphate neutre. Plus au contraire le phosphate est acide et moins l'acide urique est soluble : c'est alors qu'il a grande tendance à se déposer. (Vogt.)

Les eaux d'APOLLINARIS n'agissent certainement pas d'une façon immédiate sur les sédiments et sur les calculs déjà formés, pas plus que les prétendus lithotriptiques, jadis si vantés (on ne saurait admettre rationnellement une dissolution pure et simple); mais elles préviennent leur accroissement et la formation de nouveaux corps étrangers; elles augmentent la fluidité de la bile, condition bien propre à entraîner les grumeaux cholestériques ou autres qui peuvent se trouver dans les voies biliaires, et les malades perdent consécutivement la fâcheuse aptitude qu'ils avaient contractée.

Nous résumerons cette étude pathologique et thérapeutique en disant que, chaque fois qu'il s'agit de combattre une affection chronique du tube digestif ou de prévenir une diathèse goutteuse ou rhumatismale, l'eau d'Apollinaris sera employée avec fruit.

Dans une lettre que nous reproduisons plus loin, le Dr Hermann Weber résume parfaitement les propriétés thérapeutiques de cette eau. L'éminent médecin du *German Hospital* de Londres s'exprime ainsi : « Cette eau m'a rendu de très-grands services comme diététique chez les individus ayant une prédisposition à la goutte, dans la diathèse lithique, dans certaines formes de catarrhes vésicaux et dans le catarrhe chronique des voies respiratoires. » Le Dr James

Bird est non moins explicite lorsqu'il dit : « que l'eau d'APOLLINARIS convient parfaitement dans les maladies de l'estomac. »

Nous répétons en terminant ce chapitre que l'eau d'Apollinaris est plutôt une boisson qu'un médicament. A elle seule elle serait certainement impuissante à produire la guérison des affections que nous venons de décrire. Mais elle possède incontestablement la propriété de les prévenir dans une certaine mesure et elle constitue un adjuvant indispensable à leur traitement.

L'eau d'Apollinaris peut encore être très-utile comme véhicule pour certains médicaments que les malades ne prennent qu'avec répugnance. On l'additionne souvent aux eaux amères purgatives (Hunyadi Janos) que quelques personnes éprouvent quelque difficulté à boire. Elle peut également être mélangée au lait, aux sirops, médicaments, et à un grand nombre d'autres liquides.

CHAPITRE VI.

APPRÉCIATION DES MÉDECINS ET DE LA PRESSE MÉDICALE SUR L'EAU D'APOLLINARIS. APPROBATION DU GOUVERNEMENT FRANÇAIS ET DE L'ACADÉMIE DE MÉDECINE.

Partout où elle a été connue, l'eau d'Apollinaris a été appréciée et a immédiatement conquis la faveur du public et des médecins. Nous donnons plus loin l'appréciation dont elle a été honorée par les sommités médicales les plus autorisées du monde entier et parmi lesquelles nous citerons les docteurs Constantin James, Murchison, T. K. Chambers, Marion Sims, Lennox Browne, Palfrey, Wood, Austin Flint, etc.

Des articles élogieux lui ont été consacrés dans la Presse française et étrangère. L'*Union Médicale*, la *France Médicale*, le *Journal d'Hygiène*, en ont étudié les propriétés hygiéniques et médicinales.

Elle a été employée dans les hôpitaux de Paris avec les meilleurs résultats. Parmi les médecins des hôpitaux qui ont honoré l'eau d'Apollinaris de leur haute approbation, nous pouvons citer MM. Noël Gueneau de Mussy, Gubler, Léon Labbé, Dujardin-Beaumetz, Lucas-Championnière.

Mais nous devons avant tout faire connaître la distinction dont l'eau d'Apollinaris a été l'objet de la part du premier corps savant de la France. Dans un rapport lu à l'Académie nationale de médecine le 24 février 1868, par le président de la Commission des eaux minérales, l'eau d'Apollinaris a été appréciée à sa juste valeur et la savante compagnie a voté les conclusions du rapporteur. C'est à la suite de ce vote favorable que son excellence le Ministre de l'agriculture et du commerce a autorisé l'introduction et la vente en France de l'eau d'Apollinaris. Cette distinction a été d'autant plus appréciée qu'elle a été récemment refusée à un grand nombre d'eaux minérales étrangères, et que l'Académie nationale n'accorde sa sanction qu'aux eaux minérales dont elle a pu vérifier la valeur et l'utilité.

Extrait du Rapport sur l'eau d'Apollinaris lu à l'Académie nationale de médecine le 25 février 1868, par M. CHEVALIER, rapporteur de la Commission permanente des eaux minérales, qui était alors ainsi contituée : MM. Guerard, Boutron, Béhier, Bouchardat, Devergie, Chevalier, rapporteur.

« L'Eau parvenue à l'Académie contient une grande quantité de gaz carbonique ; dès qu'on enlève les bouchons, le gaz s'échappe avec force ; cette eau précipite abondamment par l'azotate acide d'argent ; elle donne un trouble abondant par le chlorure de baryum ; l'oxalate d'ammoniaque indique une faible proportion de chaux. Par l'évaporation, l'eau laisse un dépôt blanc très-alcalin et contenant 2 grammes 50 par litre.

« Plusieurs certificats joints aux pièces constatent les bons effets de cette Eau.

« La Commission est d'avis que l'Eau Apollinaris peut être introduite et vendue en France. »

Ce rapport favorable a été suivie d'une autorisation de M. le ministre qui, par un décret spécial, a permis la vente et l'importation en France de l'Eau d'Apollinaris.

OPINION DE QUELQUES MÉDECINS ÉMINENTS SUR L'APOLLINARIS WATER.

Nous ne saurions mieux faire que de placer à la fin de cet opuscule l'opinion des médecins éminents qui, après avoir analysé et employé sur eux-mêmes l'*Apollinaris Water*, en ont reconnu la supériorité et en ont recommandé l'usage.

Appréciation de M. le Dr FAUVEL, professeur libre de laryngoscopie.

— M. le Dr Ch. Fauvel s'est exprimé ainsi dans une de ses leçons cliniques :

« J'ai employé fréquemment l'eau d'Apollinaris, et j'en ai obtenu de bons résultats dans le traitement des dyspepsies qui compliquent certaines laryngites. Je la considère en outre comme une eau de table excellente. »

Opinion exprimée par le Journal de médecine et de chirurgie pratiques, dirigé par le Dr LUCAS-CHAMPIONNIÈRE. (Octobre 1878.)

Art. 10892. *Eau minérale gazeuse naturelle.* — On voit apparaître en France une eau si répandue en Angleterre, l'eau d'Apollinaris, qu'il n'est pas inutile d'en dire un mot ici. On sait qu'en Angleterre les boissons effervescentes jouent un rôle considérable dans l'alimentation et la pharmacie.

Les eaux artificielles gazeuses et alcalines se rencontrent jusque dans les moindres débits de boissons. Presque partout ces eaux artificielles ont été remplacées depuis quelques années par l'eau naturelle d'Apollinaris, eau fort analogue à l'eau de Seltz naturelle, mais contenant une proportion beaucoup plus élevée d'acide carbonique avec son ancienne quantité de chlorure de sodium et de carbonate de chaux.

Comme elle est fort agréable au goût, elle est très-employée comme boisson quotidienne, comme eau de table ordinaire.

On la prescrit en Angleterre, surtout dans les affections chroniques de l'estomac où les fonctions digestives ont besoin d'excitant. En outre, elle est donnée avec quelque abondance aux malades atteints de goutte et de gravelle.

Le Dr CONSTANTIN JAMES, si connu par ses travaux d'hydrologie, l'auteur du *Guide* aux eaux minérales, s'exprime ainsi sur l'*Eau d'Apollinaris* :

« L'Eau Apollinaris appartient à la catégorie des eaux de table légèrement minéralisées, effervescentes et acidules.

Pour mériter ce titre, une source minérale doit réunir certaines conditions absolument nécessaires. Elle doit d'abord être suffisamment minéralisée pour se distinguer des eaux potables proprement dites ; mais elle ne doit pas non plus l'être trop, afin de ne pas tomber dans la catégorie des eaux purement médicinales ; il faut enfin qu'elle contienne une assez forte proportion d'acide carbonique et qu'elle supporte le transport sans s'altérer : or, toutes ces qualités existent au plus haut degré dans l'Eau Apollinaris.

Ce qu'on recherche surtout dans les « Eaux de

table », puisque ce sont avant tout des eaux d'agrément, c'est l'effervescence, une eau très-mousseuse flattant à la fois les yeux et le palais. Aussi beaucoup de personnes préfèrent-elles les eaux de Seltz artificielles aux eaux minérales naturelles, comme étant plus chargées de gaz acide carbonique. Ces préférences ne sauraient plus exister aujourd'hui, du moins pour les Eaux Apollinaris. On a soin, en effet, d'ajouter à celles-ci, au moment de leur embouteillage, du gaz pris directement à la source, de telle sorte qu'elles se trouvent sursaturées de gaz naturel. Elles sont donc tout aussi gazeuses que les eaux de Seltz artificielles; mais, de plus, elles l'emportent sur ces eaux par la fixité de leur gaz, ce qui explique comment, bien que débouchées, elles restent effervescentes, alors que ces dernières ont cessé d'être gazeuses.

Enfin, partant de ce principe que les eaux potables, quand elles ne sont pas parfaitement pures, peuvent disposer aux affections typhoïdes, beaucoup de personnes font usage journellement de l'Eau Apollinaris à titre de moyen prophylactique. Il est de fait que cette eau satisfait à toutes les conditions que réclame l'hygiène. C'est au point que le prince de Galles, dans son grand et récent voyage à travers les possessions anglaises de l'Inde, n'a jamais bu d'autre eau que l'Eau Apollinaris, dont ses bagages contenaient une abondante provision.

Ainsi s'explique et se justifie la vogue dont jouit cette source comme « Eau de table » par excellence.

Bien que peu répandue jusqu'à présent en France, cette eau a été suffisamment expérimentée dans les hôpitaux de Paris, pour que l'Académie de médecine, consultée *officiellement* par le ministre, lui ait donné ses grandes lettres de naturalisation. Aussi l'Eau Apollinaris a-t-elle son entrée libre sur notre territoire, faveur dont avec raison on se montre généralement peu prodigue, sauf pour raison de « services exceptionnels. »

On comprend que, pour ces divers motifs, je lui aie donné droit de cité dans mon *Guide.* »

L'*Union médicale*, publiée à Paris sous la direction de M. *Amédée Latour*, membre de l'Académie de médecine, a donné sur l'eau d'Apollinaris l'appréciation suivante :

HYGIÈNE. — *L'Eau d'Apollinaris.* — On parle beaucoup, depuis quelques années, d'une eau minérale naturelle très-répandue en Angleterre, et qui jouit chez nos voisins d'une grande réputation.

C'est sur l'heureuse proportion des éléments chimiques de cette eau, que nous appelons l'attention des praticiens. Pour rendre de véritables services et mériter le nom d'eau de table, une source minérale doit réunir un certain nombre de qualités indispensables, elle doit contenir une forte proportion d'acide carbonique et se conserver parfaitement. Or, toutes ces qualités se trouvent réunies dans l'eau d'Apollinaris, qui mérite ainsi le nom d'*eau digestive* qui lui a été donné par les médecins les plus éminents de la Grande-Bretagne.

Lorsqu'une eau minérale d'origine étrangère vient réclamer parmi nous ses lettres de naturalisation, il importe de bien étudier ses qualités avant de lui accorder la faveur qu'elle sollicite. C'est ce qui a été fait pour l'eau d'Apollinaris, qui n'a, du reste, été présentée au public médical français qu'après avoir obtenu des savants étrangers les certificats les plus flatteurs.

Au point de vue de l'hygiène et de la prophylaxie des maladies contagieuses, l'eau d'Apollinaris est certainement de nature à rendre les plus grands services.

Il est permis de dire que l'emploi exclusif d'une eau minérale absolument pure, constitue un préservatif contre la fièvre typhoïde et la plupart des autres affections susceptibles d'être communiquées par le *contage*. L'eau d'Apollinaris peut être employée dans ces conditions avec le plus grand avantage. Grâce à son effervescence et à sa saveur acidulée, elle est très-facilement acceptée pour l'usage ordinaire de la table. Nous dirons même qu'elle est très-agréable à boire, ce qui ne gâte rien.

Ces qualités, qui nous sont signalées par les savants étrangers, ont été également appréciées par tous les médecins français qui ont étudié les propriétés de cette eau. La source Apollinaris a déjà été employée avec succès dans les hôpitaux de Paris. L'Académie de médecine en a reconnu l'utilité et lui a donné droit de cité en France, faveur qui, comme on le sait, n'est accordée qu'à un très-petit nombre de sources étrangères. A la suite d'un Rapport favorable lu au nom de la Commission permanente des eaux minérales, cette savante Compagnie a adressé à M. le ministre de l'agriculture et du commerce un avis favorable à l'eau d'Apollinaris.

Il était donc de notre devoir de signaler à l'attention du public médical une eau minérale capable de rendre de grands services dans la thérapeutique des maladies chroniques, et qui ne tardera pas, nous en sommes convaincu, à prendre le premier rang parmi les produits hydrologiques qui sollicitent l'honneur de figurer sur nos tables.

JOURNAL D'HYGIÈNE.

M. le Dr de PIETRA SANTA a donné dans le *Journal d'hygiène* (avril 1878), une appréciation des plus élogieuses de l'eau d'Apollinaris. Il considère cette eau comme une boisson de table par excellence et qui est appelée à prendre le premier rang parmi les sources minérales naturelles destinées à l'usage de la table.

Appréciation de l'eau d'Apollinaris extraite de la *France Médicale* (Dr Bottentuit, 27 mars 1878). — L'eau minérale d'Apollinaris, connue en Angleterre sous le nom d'*Apollinaris Water*, jouit depuis longtemps déjà d'une grande réputation en Angleterre et en Amérique ; sa vogue est parfaitement justifiée par ses propriétés qui en font une de nos meilleures eaux de table digestives.

Le médecin est souvent consulté sur le choix des eaux minérales qu'il convient d'employer, non-seulement par le traitement des maladies chroniques, mais encore pour l'usage de la table. Beaucoup d'eaux minérales recherchent la faveur du public, un petit nombre seulement la mérite réellement.

Parmi les sources qui sont actuellement à notre disposition, parmi les eaux qui remplissent toutes ces conditions essentielles, nous signalons à l'attention du public médical l'*Apollinaris Water* qui a déjà conquis en Angleterre la première place parmi les eaux minérales digestives.

L'heureuse proportion chimique des éléments constitutifs de l'eau d'*Apollinaris* rend cette eau précieuse dans le traitement prophylactique et reconstituant des affections de l'estomac. Elle a rendu la santé à un grand nombre de dyspeptiques qui, selon l'heureuse expression de M. Diday, *lui doivent un repas de plus par jour et une indigestion de moins par repas.*

Au point de vue de l'hygiène et de la prophylaxie des maladies contagieuses, l'*Apollinaris Water* peut rendre d'incontestables services. On peut même dire qu'en temps d'épidémie son emploi est indispensable.

L'eau d'*Apollinaris,* étant d'une pureté organique absolue, confère donc aux personnes qui l'emploient journellement et exclusivement une immunité presque absolue contre les diarrhées de mauvaise espèce et la fièvre typhoïde.

Ces qualités vraiment supérieures de l'*Apol-*

linaris Water et l'approbation universelle qu'a rencontrée cette eau, l'ont fait considérer comme une des boissons les plus salutaires pour la table. Recommandée en Angleterre et en Amérique par l'élite du corps médical, l'eau d'*Apollinaris* a déjà rencontré en France l'accueil qu'elle mérite. Employée avec succès par plusieurs de nos confrères les plus éminents dans les hôpitaux de Paris, autorisée par l'Académie de médecine à la suite d'un rapport favorable de M. Chevalier, cette eau minérale doit être placée au premier rang parmi celles qui sollicitent la faveur du public médical.

Le Dr MARION SIMS, président de l'Association médicale américaine, ex-chirurgien de l'hôpital des femmes de New-York, formule ainsi son opinion sur l'eau d'Apollinaris :

« Les eaux acidules chargées d'acide carbonique sont devenues aujourd'hui un article de nécessité autant que de luxe. Les eaux de ce genre, préparées artificiellement, sont très-employées aujourd'hui et sont certainement utiles. Mais on leur reproche avec raison de contenir du plomb et d'autres substances minérales toxiques, en même temps que des matières organiques qui peuvent nuire à la santé.

L'eau d'Apollinaris provenant du grand laboratoire de la nature ne présente aucun de ces inconvénients, et c'est pour cette raison que j'en recommande cordialement l'emploi. »

Extrait d'un RAPPORT SUR L'EAU D'APOLLINARIS, par le Dr OGDEN DOREMUS, professeur de chimie et de toxicologie au Collége médical de Bellevue et au Collége de la Cité de New-York.

« J'ai pratiqué l'analyse chimique de l'eau d'Apollinaris et j'ai constaté qu'elle était absolument pure et ne contenait aucune substance organique. Je la considère comme très-salutaire, très-agréable et de beaucoup supérieure aux autres eaux minérales naturelles ou artificielles. »

Lettre de M. JAMES PALFREY, *Médecin du London Hospital et du General Lying in Hospital.*

Etant habitué depuis plusieurs années à l'eau de Seltz, je considérai d'abord d'un œil sceptique les propriétés de l'*Apollinaris*. Mais il m'a suffi, pour être convaincu, de goûter à l'envoi que vous m'avez fait. J'ai trouvé cette eau très-rafraîchissante et laissant dans la bouche une sensation de fraîcheur des plus agréables. Je suis certain que l'*Apollinaris* convient parfaitement dans le traitement de la dyspepsie goutteuse et des autres affections de même nature, et je puis vous prédire à l'avance qu'elle aura le plus grand succès à cause de ses propriétés rafraîchissantes et de son goût agréable.

Lettre du Dr HERMANN WEBER, *Fellow du Collége Royal des Médecins de Londres, Médecin du German Hospital, etc.*

Ayant beaucoup employé l'*Apollinaris Water* pendant ces sept dernières années, je puis aujourd'hui faire connaître ses propriétés. Cette eau m'a rendu de grands services comme diététique chez les individus ayant une prédisposition à la goutte, dans la diathèse lithique, dans certaines formes de catarrhes vésicaux et dans le catarrhe chronique des organes respiratoires. Cette eau sera encore très-utile comme véhicule pour certains médicaments et additionnée aux eaux amères que quelques personnes ne peuvent boire qu'avec difficulté.

HERMANN WEBER, F.R.C.P.

Lettre de M. WILLIAM ALLINGHAM, *Fellow du Collége Royal des Chirurgiens d'Angleterre, Chirurgien de l'Hôpital Saint-Marc, etc.*

J'aime beaucoup *l'Apollinaris Water.* Indépendamment de ses propriétés thérapeutiques, je la considère comme la meilleure des eaux de table qui aient été présentées jusqu'à ce jour.

W. ALLINGHAM,
F.R.C.S.

Extrait du journal de médecine anglais, le *London Medical Record* :

L'APOLLINARIS WATER est certainement la reine des eaux de table. Elle est plus douce et plus rafraîchissante que son unique rivale, l'eau de Seltz (Nassau Seltzer Brunnen), et elle est beaucoup plus agréable au palais. Elle est incomparablement supérieure à toutes les eaux gazeuses minérales artificiellement fabriquées. L'Apollinaris est, en outre, une eau d'une grande pureté, desideratum important qui manque presque toujours chez les eaux artificielles. Sa place est donc marquée comme boisson préférée pour les personnes favorisées qui peuvent choisir leur eau potable. Les médecins trouveront dans l'Apollinaris un utile adjuvant à leurs ressources comme boisson fraîche, antiacide, utile pour favoriser la digestion et faire disparaître l'irritation gastrique. (*London Medical Record.*)

Un des organes les plus autorisés de la presse médicale anglaise, le *Medical Times and Gazette* s'exprime ainsi :

L'APOLLINARIS WATER est peut-être la meilleure eau naturelle pour l'usage de la table et elle est de beaucoup supérieure aux eaux gazeuses ordinaires fabriquées artificiellement. (*Medical Times and Gazette.*)

Voici l'appréciation que fait un des grands journaux de la métropole anglaise, le *Morning Advertiser*, sur l'eau d'APOLLINARIS :

« APOLLINARIS WATER. — Notre simple verdict est qu'il existe un charme autour de cette eau que les meilleures sources de Nassau ne peuvent approcher et que les fabricants d'eau gazeuse ne peuvent rêver. Ceux-ci ont tout employé : matériel, adresse, travail, pour satisfaire le besoin public et fournir une eau de Seltz imitée; mais il ne leur a pas été donné, et qui le sait mieux qu'eux, d'imiter les mystères du laboratoire de la nature. Jaillissant d'une pure roche et mise en bouteille sur place, sous une pression de six atmosphères, l'Apollinaris contient une quantité de gaz naturel qui lui permet de conserver sa fraîcheur longtemps après que la bouteille a été débouchée. »

(*Morning Advertiser.*)

Un autre organe non moins autorisé, le *Civil Service Review*, s'exprime ainsi :

« L'Apollinaris est, à notre avis, bien supérieure comme eau de table à toutes les eaux minérales que nous connaissons. Elle est très-effervescente et constitue une boisson extrêmement agréable et rafraîchissante, soit pure, soit mélangée au vin. Un médecin éminent nous affirme qu'elle ne possède pas le défaut qu'on a si souvent reproché au Soda et à d'autres eaux, qui est de déprimer l'organisme. Au contraire, les témoignages des médecins sont unanimes à reconnaître les hautes qualités thérapeutiques de l'Apollinaris. » (*Civil Service Review.*)

Lettre de M. James Bird, *Fellow du Collége Royal des Chirurgiens d'Angleterre.*

J'ai moi-même employé *l'Apollinaris Water* pendant un an et demi et je suis heureux d'affirmer qu'elle possède véritablement toutes les qualités que vous avez énoncées; c'est une boisson rafraîchissante, très-digestive et qui convient parfaitement dans certaines affections dyspeptiques de l'estomac. Elle contient plus d'acide carbonique que toutes les eaux minérales que j'ai rencontrées jusqu'à ce jour et les sels alcalins qu'elle renferme se trouvent dans les plus heureuses proportions pour maintenir la santé et fortifier les tissus. Je suis certain que cette eau sera très-appréciée.

James Bird,
F.R.C.S. Engl.

Lettre de M. Lennox Browne, *Chirurgien en chef du Central Throat and Ear Hospital.*

Il est hors de doute que *l'Apollinaris* est une eau extrêmement agréable, soit pure, soit mélangée avec du lait, du vin ou des liqueurs. Lorsqu'elle sera plus connue elle remplacera très-avantageusement toutes les eaux minérales artificielles qui m'inspirent si peu de confiance.

Lennox Browne, F.R.C.S.E.

Dans un traité qu'il vient de publier *sur la Goutte et le Rhumatisme* (1), le Dr Peter Hood recommande fortement l'emploi de l'eau d'Apollinaris comme prophylactique de ces affections.

Appréciation du Dr FORDYCE BARKER, professeur de Clinique obstétricale au Collége médical de Bellevue, à New-York, chirurgien de l'hôpital des femmes, etc :

« J'ai employé l'eau d'Apollinaris pendant ces sept ou huit dernières années, et je la considère comme la plus salutaire et la plus agréable des eaux minérales naturelles. Elle convient parfaitement comme boisson de table, qu'on l'emploie pure ou qu'on la mélange avec du vin. C'est une eau légère et d'une digestion facile, et je suis convaincu qu'elle peut rendre de grands services dans certains états catarrheux des muqueuses, particulièrement de l'estomac et de la vessie. Elle convient également aux personnes qui ont une prédisposition aux affections goutteuses. »

FORDYCE BARKER. M. D.

Appréciation du Dr AUSTIN FLINT, professeur de pathologie médicale et de clinique au Collége

(1) A treatise on Gout and Rhumatism, J. and A. Churchill. London.

médical de Bellevue, médecin de l'hôpital de Bellevue, à New-York :

« Après avoir examiné la composition chimique de l'eau d'Apollinaris et après en avoir fait usage, je puis exprimer l'opinion que cette eau constitue une excellente boisson qui convient parfaitement aux personnes dyspeptiques. »

Appréciation du Dr Otis, médecin de l'hôpital de la Charité, professeur au Collége des médecins et des chirurgiens de New-York :

« Je partage complétement l'opinion exprimée par mon collègue le Dr Austin Flint sur l'eau d'Apollinaris. »

Appréciation du Dr W. Hammond, professeur de pathologie mentale et nerveuse à l'Université de New-York :

« J'ai employé depuis plusieurs mois l'eau d'Apollinaris dans les cas d'irritabilité nerveuse compliqués de dyspepsie et de diathèse lithique ou oxalique, et j'en ai obtenu les meilleurs résultats.

« Employée comme boisson de table, pure ou mélangée avec le vin, l'eau d'Apollinaris est de beaucoup supérieure aux eaux de Seltz et à toutes les autres eaux de table naturelles ou artificielles. »

W. Hammond.

Appréciation du Dr ALFRED LOOMIS, professeur de pathologie médicale à l'Université de New-York, médecin à l'hôpital Bellevue :

« J'ai constaté que l'eau d'Apollinaris était très-utile dans le traitement du catarrhe gastrique et de la bronchite chronique.

« J'ai également retiré de grands avantages de son emploi comme boisson rafraîchissante pour les malades fiévreux.

« En somme, l'eau d'Apollinaris me paraît de beaucoup supérieure aux autres eaux naturelles. »

ALFRED LOOMIS.

Appréciation du Dr E. PEASLEE, professeur de gynécologie à l'Ecole de médecine de Bellevue, médecin de l'hôpital des femmes, à New-York :

« J'ai souvent employé l'eau d'Apollinaris soit comme boisson de table, soit comme eau médicinale et j'ai fort apprécié ses propriétés. Je suis heureux de voir que son emploi s'est généralisé dans cette ville. »

E. R. PEASLEE.

Appréciation du Dr LEWIS SAYRE, professeur de chirurgie au Collége médical de New-York, médecin de l'hôpital Bellevue, etc. :

« J'ai eu l'occasion d'apprécier les propriétés digestives de l'eau d'Apollinaris, et je puis la recommander en toute sécurité dans les cas d'acidité de l'estomac. »

Lewis A. Sayre.

TABLE DES MATIÈRES.

CHAPITRE VI.

Paris. — Typ. A. PARENT, rue Monsieur-le-Prince, 29-31.

www.ingramcontent.com/pod-product-compliance
Ingram Content Group UK Ltd.
Pitfield, Milton Keynes, MK11 3LW, UK
UKHW020415230726
13925UKWH00004B/1443

9 782014 071436